AF240294

NOTICÉ

SUR LES

BAINS DE LAMALOU-LE-HAUT

(BAINS AUDIBERT)

S'ADRESSER

Pour les bains, à M. AUJOULET, directeur.

POUR LES LOGEMENTS

à M. CAMBON	**à M. GAILLARD**
fermier et maître d'hôtel	hôtel du Petit - Paris
à Lamalou-le-Haut	à Lamalou

PARIS

IMPRIMERIE DE E. MARTINET

RUE MIGNON, 2

1867

NOTICE

SUR LES

BAINS DE LAMALOU-LE-HAUT

(HÉRAULT)

MOYENS DE TRANSPORT.

On se rend à Lamalou-le-Haut des divers points de la France par les chemins de fer du Midi et de la Méditerranée. A Béziers on prend l'embranchement de Graissessac jusqu'à Bédarieux. L'omnibus *spécial* de Lamalou-le-Haut (1) attend les voyageurs à la gare et les transporte, en une heure, à destination.

La localité compte trois établissements; celui de Lamalou-le-Haut est le dernier sur la route bordée de jeunes platanes où ils s'échelonnent. Il est situé sur le plateau le plus ouvert de la vallée, où l'on respire un air pur et qu'ombragent de beaux châtaigners. Il est utile de prendre note de cette indication pour éviter tout malentendu.

(1) Le demander.

INSTALLATION.

On trouve à Lamalou-le-Haut tous les moyens d'installation. L'hôtel des bains communique avec les thermes par une galerie fermée. Il est vaste et bien distribué; il a des appartements de famille, beaucoup de chambres avec cabinet, des cuisines particulières pour les personnes qui veulent faire leur ménage. Les lits sont excellents, la table bien servie. Il y a un grand salon, une jolie chapelle, des promenades ombragées, un grand café très-bien tenu en face de l'hôtel.

Service postal bien organisé.

SAISON THERMALE.

Les malades peuvent aller à Lamalou-le-Haut en toute saison : l'hôtel et les bains sont ouverts toute l'année; cependant la vraie saison thermale commence en mai et finit en octobre.

ÉTABLISSEMENT THERMAL.

Lamalou-le-Haut a un établissement thermal complet, digne de l'efficacité bien connue, du nombre et de la variété de ses sources. Il se compose de huit piscines à eau courante, de baignoires et de deux salles de douche dont les appareils, parfaitement installés, permettent de donner simultanément des douches d'eau minérale chaude et d'eau ordinaire froide.

SERVICE MÉDICAL.

M. le docteur Boissier qui avait rempli les fonctions d'inspecteur-adjoint des eaux de Lamalou-le-Haut de 1854 à 1865, en a été nommé inspecteur titulaire, en remplacement de M. le docteur Bourdel, par décision ministérielle en date du 1er juin 1865. Ce titre officiel est venu récompenser onze ans de bons services appréciés à leur juste valeur par l'administration et par les nombreux malades qui fréquentent les eaux de Lamalou.

Dans le cabinet de l'inspecteur se trouve à sa disposition une petite pharmacie fournie des remèdes les plus utiles dans les cas graves et urgents.

ÉNUMÉRATION DES SOURCES ET DE LEUR ANALYSE.

Lamalou-le-Haut possède six sources :

1° La source Chaude, ou source François ;
2° La source Tempérée ;
3° La source de Moïse ;
4° La source de Taussac ou *Petit-Vichy* ;
5° La source de la Mine ;
6° La source Carrière.

L'analyse chimique de ces sources, dont la plupart étaient depuis longtemps analysées, a été faite dernièrement encore par M. Filhol, professeur à la Faculté des sciences, à Toulouse, dont on connaît l'habileté dans ces matières et la réputation que lui ont justement acquise ses travaux sur Ussat et sur Luchon.

1º La Source Chaude, appelée aussi *Source François*, est administrée en bains, douches et boisson.

La température de cette source est de 34 degrés centigrades.

Sa composition chimique est la suivante :

RÉSULTATS DE L'ANALYSE

Pour un litre d'eau.

Acide carbonique	1,7438
— silicique	0,0516
— sulfurique	0,0207
— phosphorique	0,0029
— arsénique	traces
Chlore	0,0121
Fluor	traces
Potasse	0,0567
Soude	0,1528
Chaux	0,2214
Magnésie	0,0789
Oxyde de fer	0,0106
— de manganèse	traces
— de cuivre	—
— de lithine	—
— d'ammoniaque	0,0005
Total	1,5525

ANALYSE CALCULÉE

Pour un litre d'eau.

Bicarbonate de soude......	0,3921
— de potasse...................	0,1093
— de chaux...	0,6022
— de magnésie...	0,2483
— de manganèse....	traces
Carbonate d'ammoniaque	0,0011
Chlorure de sodium......................	0,0200
Fluorure de calcium	traces
Sulfate de soude.......................	0,0367
Silice................................	0,0516
Bicarbonate de fer.....................	0,0235
— de cuivre....................	traces
Phosphate de chaux....................	0,0060
Arséniate de chaux....................	traces
TOTAL	1,4910

L'eau minérale contient la quantité suivante de gaz :

Acide carbonique libre....................	501,0
Azote.................................	20,3
Oxygène...............................	2,7
TOTAL....................	523,0

Le dépôt que fournit la source chaude présente la composition suivante :

DÉPOT RECUEILLI DANS LES PISCINES :

Sesquioxyde de fer avec traces de protoxyde.	73,580
Oxyde de manganèse.	traces
— de cuivre	0,025
Carbonate de chaux	15,000
— de magnésie	2,025
Sulfates de baryte et de strontiane.	0,044
Phosphate de chaux	traces
Arséniate de chaux.	0,060
Fluorure de calcium	traces
Silice.	4,860
Sable	4,650
Matière organique.	traces
TOTAL.	100,000

2° La Source tempérée, appelée aussi Añcienne, est également administrée en bains, douches et boisson.

Sa température est de 30 degrés centigrades.

Son analyse chimique est la suivante :

RÉSULTATS DE L'ANALYSE
Pour un litre d'eau.

Acide carbonique.	1,5410
— silicique	0,0550
- sulfurique.	0,0084
— phosphorique.	0,0028
— arsénique	traces
Chlore	0,0123
Fluor.	traces
Potasse	0,0662
Soude	0,1702
Chaux.	0,2662
Magnésie.	0,0909
Protoxyde de fer.	0,0104
— de manganèse	traces
— de cuivre.	—
— de lithine.	—
Ammoniaque.	0,0005
Total	2,2239

ANALYSE CALCULÉE
Pour un litre d'eau.

Bicarbonate de soude.	0,4120
— de potasse	0,1280
— de chaux.	0,6768
— de magnésie	0,2865
— de lithine.	traces
Carbonate d'ammoniaque	0,0011
— de manganèse.	traces
Chlorure de sodium.	0,0256
Fluorure de calcium	traces
Sulfate de soude.	0,0303
Silice.	0,0550
Bicarbonate de fer	0,0231
Phosphate de chaux..	0,0062
Arséniate de chaux.	traces
Cuivre (probablement sulfate de).	—
Total	1,6446

*

L'eau de cette source contient en outre la quantité suivante de gaz :

Acide carbonique libre	316,00
Azote	21,90
Oxygène	3,10
TOTAL	341,00

Le dépôt de cette source présente la composition suivante :

Sesquioxyde de fer avec traces de protoxyde	62,690
Oxyde de manganèse	traces
— de cuivre	6,030
Carbonate de chaux	16,050
— de magnésie	3,600
Sulfate de baryte et de strontiane	0,045
Phosphate de chaux	traces
Arséniate de chaux	0,053
Fluorure de calcium	traces
Silice	4,255
Sable	13,277
Matière organique	traces
TOTAL	100,000

3° La SOURCE DE MOÏSE est administrée en boisson.

Sa température est de 18°,80.

Son analyse chimique est la suivante :

RÉSULTAT DE L'ANALYSE
Pour un litre d'eau.

Acide carbonique	1,5030
— silicique	0,0550
— sulfurique	0,0178
— phosphorique	traces
— arsénique	—
Chlore	0,0149
Fluor	traces
Potasse	0,0741
Soude	0,2031
Chaux	0,2716
Magnésie	0,0676
Oxyde de fer	traces
— de manganèse	—
— de cuivre	—
— de lithine	—
Ammoniaque	0,0025
TOTAL	2,2296

ANALYSE CALCULÉE
Pour un litre d'eau.

Bicarbonate de soude	0,4267
— de potasse	0,1480
— de chaux	0,6980
— de magnésie	0,2760
— de lithine	traces
Carbonate d'ammoniaque	0,0010
— de manganèse	traces
Chlorure de sodium	0,0266
Fluorure de calcium	traces
Sulfate de soude	0,0316
Silice	0,0550
Oxyde de fer	traces
— de cuivre	—
Phosphate de chaux	—
Arséniate de chaux	—
TOTAL	1,6579

L'eau de cette source contient en outre la quantité suivante de gaz :

Acide carbonique..........................	336,00
Azote	22,10
Oxygène...	2,40
Total....................	360,50

Cette source ne laisse point de dépôt qu'on puisse analyser :

4° La Source du Petit-Vichy appelée aussi de Taussac, ou de La Veyrasse, se prend en boisson. Beaucoup de personnes la boivent à table en guise d'eau de Seltz. Mise en bouteilles convenablement bouchées, elle peut être exportée, et se conserve plusieurs mois sans altération ni dépôt.

Sa température est de 20°,70.

Sa composition chimique est la suivante :

RÉSULTATS DE L'ANALYSE
Pour un litre d'eau.

Acide carbonique	1,8060
— silicique	0,0550
— sulfurique	0,0271
— phosphorique	traces
— arsénique	—
Chlore	0,0143
Fluor	traces
Potasse	0,0625
Soude	0,1872
Chaux	0,2242
Magnésie	0,0627
Oxyde de fer	0,0024
— de manganèse	traces
— de cuivre	—
— de lithine	—
Ammoniaque	0,0004
Total	2,4418

ANALYSE CALCULÉE
Pour un litre d'eau.

Bicarbonate de soude	0,3727
— de potasse	0,1207
— de chaux	0,5765
— de magnésie	0,1974
— de fer	0,0048
— de lithine	traces
— de manganèse	—
Chlorure de sodium	0,0236
Fluorure de calcium	traces
Sulfate de soude	0,0480
Silice	0,0550
Oxyde de fer	0,0024
Sulfate de cuivre	traces
Carbonate d'ammoniaque	0,0003
Phosphate de chaux	traces
Arséniate de chaux	—
Total	1,4019

L'eau de cette source contient en outre la quantité suivante de gaz :

Acide carbonique libre......................	588,00
Azote	24,20
Oxygène	2,50
TOTAL......................	614,70

Cette source ne laisse point de dépôt qu'on puisse analyser, condition rare et très-favorable à l'exportation des eaux qu'elle fournit.

5° LA SOURCE DE LA MINE se prend en boisson.

Sa température est de 21°,50.

Sa composition chimique est la suivante :

RÉSULTATS DE L'ANALYSE

Pour un litre d'eau.

Acide carbonique........................	0,9780
— silicique	0,0600
— sulfurique...........................	0,0532
— phosphorique	0,0095
— arsénique	traces
Chlore....................................	0,0149
Fluor	traces
Potasse...................................	0,0807
Soude.....................................	0,1547
Chaux....................................	0,1949
Magnésie..................................	0,0439
Protoxyde de fer	0,0200
— de manganèse	traces
— de cuivre	—
— de lithine...........................	—
Ammoniaque...............................	0,0003
TOTAL......................	1,6011

ANALYSE CALCULÉE

Pour un litre d'eau.

Bicarbonate de soude....................	0,2435
— de potasse....................	0,1058
— de chaux....................	0,5012
— de magnésie....................	0,1382
— de lithine....................	traces
— de manganèse....................	—
Carbonate d'ammoniaque....................	0,0006
Chlorure de sodium....................	0,0346
Fluorure de calcium....................	traces
Sulfate de soude....................	0,0343
Silice....................	0,0600
Bicarbonate de fer....................	0,0484
— de cuivre....................	traces
Phosphate de chaux....................	—
Arséniate de chaux....................	—
TOTAL....................	1,1366

L'eau de la mine contient en outre la quantité suivante de gaz :

Acide carbonique libre....................	208,00
Azote....................	23,36
Oxygène....................	3,64
TOTAL....................	235,00

Le dépôt très-abondant qu'elle fournit présente la composition suivante :

Sesquioxyde de fer avec traces de protoxyde.	45,650
Oxyde de manganèse....................	traces
— de cuivre	0,080
Sulfate de baryte et de strontiane..........	0,051
Carbonate de chaux......	5,280
— de magnésie................. .	1,507
Phosphate de chaux...	traces
Arséniate de chaux....	0,044
Fluorure de calcium..............	traces
Silice	4,637
Sable	42,801
Matière organique.......................	traces
TOTAL....................	100,000

6° La Source Carrière, autrefois administrée en bains, ne sert plus aujourd'hui qu'à la boisson.

Sa température est de 23°,60.

Sa composition chimique est la suivante :

RÉSULTATS DE L'ANALYSE
Pour un litre d'eau.

Acide carbonique....	1,1398
— silicique	0,0400
— sulfurique	0,0223
— phosphorique.....................	traces
— arsénique	—
Chlore	0,0240
Fluor	traces
Potasse.......	0,0307
Soude..............................	0,1067
Chaux.............	0,1736
Magnésie.........	0,0623
Protoxyde de fer.......	0,0030
— de manganèse............	traces
— de cuivre.......................	—
— de lithine.......................	—
Ammoniaque....	0,0003
TOTAL.................. ...	1,6027

ANALYSE CALCULÉE
Pour un litre d'eau.

Bicarbonate de soude......................	0,1583
— de potasse....................	0,0594
— de chaux......................	0,4446
— de magnésie....................	0,1961
— de lithine....................	traces
— de manganèse	—
Carbonate d'ammoniaque	0,0005
Chlorure de sodium	0,0220
Fluorure de calcium......................	traces
Sulfate de soude........................	0,0395
Silice	0,0400
Bicarbonate de fer	0,0067
— de cuivre....................	traces
Phosphate de chaux......................	—
Arséniate de chaux......................	—
TOTAL........................	0,9671

L'eau de cette source contient en outre la quantité suivante de gaz :

Acide carbonique libre	302,00
Azote	21,80
Oxygène..............................	3,10
TOTAL....................	326,90

Son dépôt contient les éléments suivants :

Sesquioxyde de fer avec traces de protoxyde ..	45,502
Oxyde de manganèse	traces
— de cuivre	0,010
Carbonate de chaux	3,910
— de magnésie....................	1,200
Sulfate de baryte et de strontiane	0,048
Phosphate de chaux......................	traces
Arséniate de chaux......................	0,003
Fluorure de calcium......................	traces
Silice	4,180
Sable	44,237
Matière organique	traces
TOTAL....................	100,000

7° Enfin on a découvert dans le courant de cette année une nouvelle source très-riche en acide carbonique dont l'analyse n'a pas encore été faite.

Ce sera un élément de plus à ajouter à l'établissement balnéaire, déjà si riche, de Lamalou-le-Haut.

CLASSIFICATION DES SOURCES.

Il serait bien difficile d'établir une désignation qui s'appliquât en même temps aux six sources de Lamalou-le-Haut. Au point de vue de la classification chi·mique, elles doivent être divisées en deux groupes dont l'un embrasse la source Chaude, la Tempérée, celle de la Mine et la source Carrière, — et dont le second est constitué par la source Moïse et celle du Petit-Vichy.

Le premier groupe appartient aux *acidules bicarbonatées sodiques ferrugineuses.*

Le second est la classe des *acidules bicarbonatées sodiques*, le fer qui est en si grande quantité dans les premières étant en si minime proportion dans les secondes. Celles-ci, d'après M. O. Henry, pourraient être comprises dans les eaux *bromurées* et *iodurées.*

Toutes contiennent du cuivre et de l'arsenic comme les dernières analyses l'ont démontré.

Les premières seules doivent être classées parmi les *crénatées.*

Au point de vue de la température on doit aussi établir deux groupes : la source Chaude, la Tempérée et la source Carrière sont *thermales ;* les autres ne le sont pas.

MALADIES LE PLUS EFFICACEMENT TRAITÉES.

Les eaux de Lamalou-le-Haut ont une efficacité considérable, et prouvée par une longue expérience dans l'affection rhumatismale. Les manifestations de cette affection qui y sont le plus heureusement modifiées sont : 1° le rhumatisme articulaire chronique chez les individus lymphatiques ; 2° les névralgies rhumatismales, telles que la sciatique, la migraine, la névralgie faciale.

La température moyenne de ces eaux, leur action sédative en même temps que antirhumatismale, les font préférer à toutes les autres dans les rhumatismes du cœur, de la moelle épinière et des centres nerveux, et dans ceux de la tunique musculaire du tube intestinal qui constituent le plus souvent les maladies connues par les gens du monde sous les noms de *gastrite, gastralgie, entéralgie chronique* ou *dyspepsie*.

On a pu déjà pressentir, en voyant la composition chimique de nos eaux (fer, arsenic, cuivre), quelle action puissante elles doivent exercer sur l'anémie, la chlorose, et sur ces états morbides si variés qu'on appelle vulgairement *appauvrissement du sang*. Elles combattent en effet, avec le plus grand succès, ces altérations du sang, ainsi que les symptômes nerveux si pénibles qui les accompagnent, tels que : crises hystériques, — chorée ou danse de Saint-Guy, — névralgies diverses, — palpitations, — affaiblissement général des forces, — vapeurs, — affections nerveuses de l'estomac et des voies digestives, — paralysies diverses par anémie des centres nerveux, etc.

Cette même action reconstituante explique suffisamment leur grande utilité pour achever la guérison de certains engorgements chroniques de la matrice; et pour remédier aux menstruations difficiles, suspendues ou troublées; aux flueurs blanches et à la stérilité qui accompagne si souvent ces divers états.

La guérison confirmée d'affections du système nerveux par cause anémique ou rhumatismale a fait affluer à Lamalou-le-Haut bon nombre de personnes atteintes de maladies des centres nerveux ou de la moelle épinière, telles que : paralysie générale progressive, — paraplégies, — ataxie locomotrice, — maladie de dachisme avec ou sans ataxie locomotrice, — désordre dans les mouvements de la station ou de la marche, — paralysies diverses. Dans tous ces genres, des guérisons ont été obtenues par l'emploi répété des eaux de Lamalou-le-Haut, alors que toute autre médication avait échoué, et le plus grand nombre des malades a emporté de nos thermes un soulagement marqué, ou l'arrêt des symptômes graves de la maladie.

Pour ces sortes d'affections du système nerveux, où domine l'affaiblissement progressif des forces actives; où tout traitement thermal trop chaud ou trop excitant est formellement contre-indiqué. Lamalou-le-Haut doit être préféré à toute autre station. En effet, la température moyenne de ses eaux, leur composition plutôt ferrugineuse qu'alcaline, la quantité d'acide carbonique qu'elles contiennent, constituent, par leur ensemble une médication *toni-sédative recon-stituante* par excellence, et qu'on ne retrouverait au même degré nulle part ailleurs.

Par les mêmes raisons, les eaux de Lamalou-le Haut conviennent parfaitement aux femmes et aux enfants excitables, qui sont atteints de maladies scrofuleuses, et ne peuvent supporter les bains de mer.

La dyspepsie, la gravelle urique, trouvent des remèdes efficaces dans les eaux des sources du Petit-Vichy ou de Carrière prises en boisson.

Ces mêmes sources conviennent parfaitement aux *goutteux*, dont beaucoup trouvent à Lamalou-le-Haut, la résolution de leurs engorgements articulaires et une notable diminution dans l'intensité et dans la fréquence de ces fluxions douloureuses qui font leur tourment.

PROMENADES AUX ENVIRONS.

On trouve à très-courte distance de Lamalou-le-Haut des sites charmants, des paysages riches d'ombre et de fraîcheur, des buts de promenade intéressants à plus d'un titre : les villages et hameaux de Villecelle, des Arts, des Aires et du Poujol, — la chapelle de Rhèdes, l'une des quarante bâties par Charlemagne, — l'ancienne abbaye de Villemagne, — son Hôtel des monnaies et ses vieilles églises, — des filatures, des fabriques et des usines de toute espèce, —

le vallon de Colombières, comparable aux sites les plus pittoresques de la Suisse, — le mont Caroux, le point le plus remarquable de la chaîne des Cévennes, élevé de plus de 1200 mètres au-dessus du niveau de la mer.

S'ADRESSER :

Pour tout ce qui concerne les bains,

à M. AUJOULET,

directeur des bains de Lamalou-le-Haut.

Pour les logements,

à M. CAMBON,

fermier et maître d'hôtel à Lamalou-le-Haut,

et à M. GAILLARD,

hôtel du Petit-Paris, à Lamalou.

PRIX DES BAINS ET DOUCHES.

Un bain..........................	1 fr.	» c.
Service......	»	15
Bain et douche	1	60
Service	»	25
Une douche seule	1	»
Service	»	15
Piscine particulière.................	1	30
Service	»	15
Bain et douche réservés.	1	90
Service	»	25
Bain et baignoire....................	1	50
Service	»	15
Bain et douche en baignoire..........	2	25
Service	»	25
Bain émollient..............	2	»
Service	»	25

TABLE